# ÉTUDE

## SUR LES FRACTURES

### DES

# CARTILAGES DU LARYNX

### et leur traitement

## PAR LA THYROTOMIE IMMÉDIATE

PAR

## D. C. CATERINOPOULOS

DOCTEUR EN MÉDECINE DE LA FACULTÉ DE PARIS.
ET DE L'UNIVERSITÉ D'ATHÈNES,

# PARIS

## ADRIEN DELAHAYE & Cie libraires-éditeurs,

PLACE DE L'ÉCOLE-DE-MÉDECINE.

1879

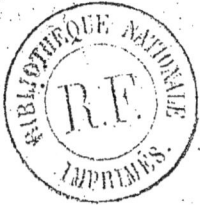

FRACTURES

DES

# CARTILAGES DU LARYNX

# ÉTUDE

## SUR LES FRACTURES

### DES

# CARTILAGES DU LARYNX

## et leur traitement

## PAR LA THYROTOMIE IMMÉDIATE

PAR

## D. C. CATERINOPOULOS

DOCTEUR EN MÉDECINE DE LA FACULTÉ DE PARIS
ET DE L'UNIVERSITÉ D'ATHÈNES,

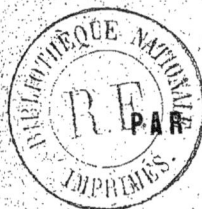

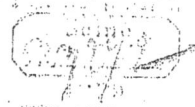

## PARIS

ADRIEN DELAHAYE & Cie libraires-éditeurs,

PLACE DE L'ÉCOLE-DE-MÉDECINE.

—

## 1879

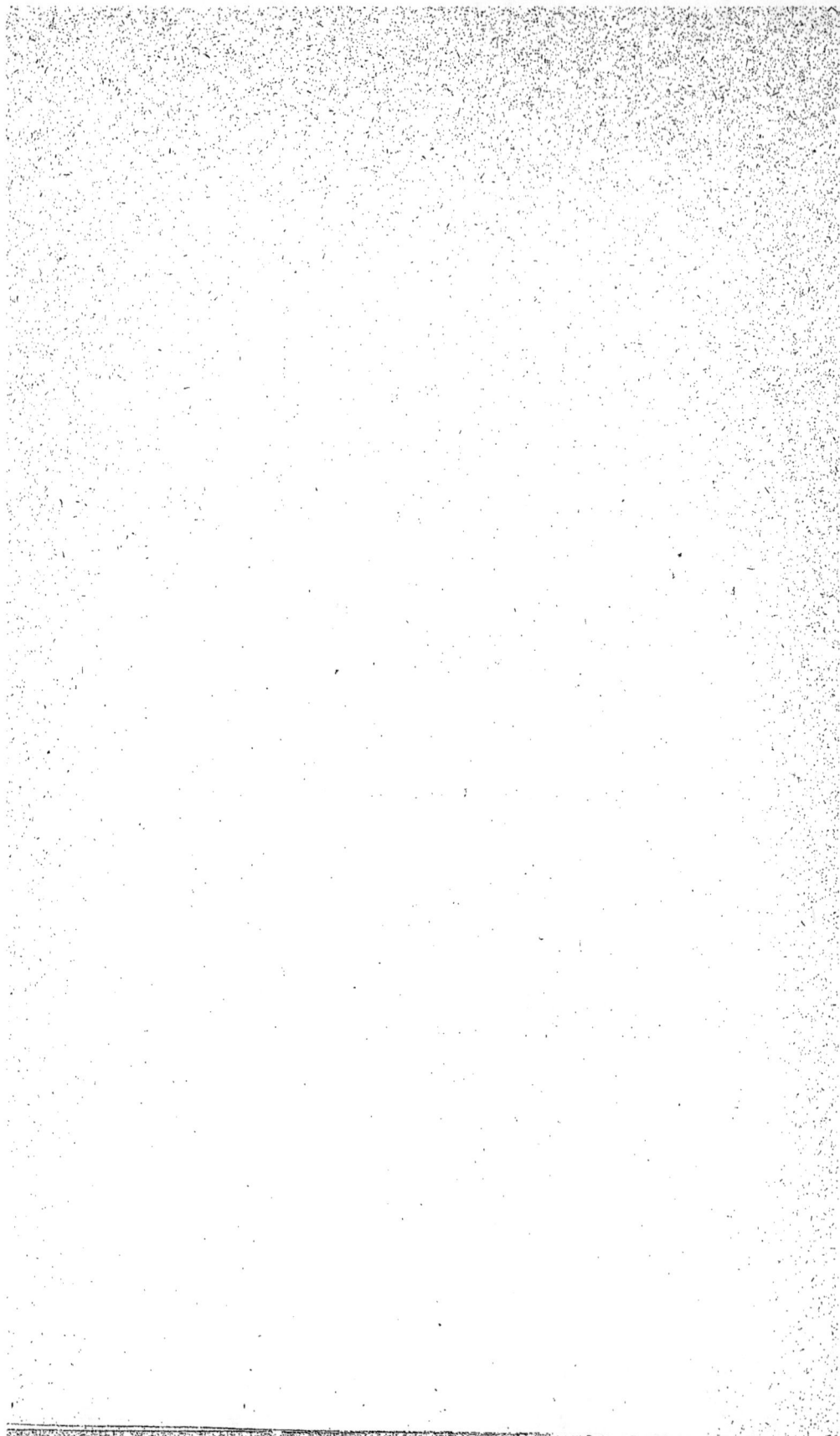

A MON PÈRE — **A MA** MÈRE

---

A MONSIEUR PAUL STEFANOVICH SCHILIZZI

Hommage de ma reconnaissance profonde,

D. CATERINOPOULOS.

A MONSIEUR CHRIST. VAPHAS.

A MON PRÉSIDENT DE THÈSE

M. LE PROFESSEUR F. PANAS,

Membre de l'Académie de Médecine,
Chirurgien à l'Hôtel-Dieu,
Chevalier de la Légion d'honneur,
Etc., etc.

---

A. Monsieur le Docteur TH. ARÉTEOS,

Professeur de clinique chirurgicale à la Faculté d'Athènes,
Etc., etc.

---

A MES MAITRES DANS LES HOPITAUX

MESSIEURS RICHET, GOSSELIN,
VERNEUIL, GUYON, LASÈGUE, POTAIN,
TILLAUX, BENJ. ANGER FOURNIER.

---

A MON EXCELLENT MAÎTRE ET AMI

M. LE DOCTEUR J. J. PEYROT,

Prosecteur à la Faculté,
Chirurgien des hôpitaux.

# AVANT-PROPOS

Dans les *Annales de l'oreille et du larynx*, en mars et en mai 1878, paraissait le récit d'un cas de fracture du larynx, observée et guérie par notre maître, M. le professeur Panas. La lecture de cette observation et des réflexions qui l'accompagnent, nous a suggéré l'idée de prendre pour sujet de notre thèse inaugurale, la fracture des cartilages du larynx. Nous avouons volontiers que notre petit travail ne tranche aucune des questions relatives à ce point de la pathologie qui se trouvent encore pendantes. Nous croirions avoir assez fait, si nous avions démontré, qu'il ne faut

1

accepter, que sous bénéfice d'inventaire, certaines opinions ardemment soutenues dans ces derniers temps. Nous appelons de toutes nos forces de nouvelles recherches sur les fractures du larynx et leur traitement.

ÉTUDE

# SUR LES FRACTURES DES CARTILAGES DU LARYNX

### et leur traitement

## PAR LA THYROTOMIE IMMÉDIATE.

---

## HISTORIQUE.

L'histoire des fractures du larynx, est de date récente, et appartient essentiellement à la chirurgie contemporaine.

Si on excepte Monteggia et Morgagni, qui, dans sa 29ᵉ lettre, signale, en termes d'ailleurs fort concis, les fractures du larynx, résultant de la pendaison, tous les auteurs antérieurs aux premières années de ce siècle, ne font aucune mention du sujet qui nous occupe.

Jusqu'à l'apparition du traité de Malgaigne, il n'existait dans la science que quelques observations recueillies, soit par des chirurgiens (Landoz, Marjolin), soit par des médecins légistes (Cazauvieilh, Devergie). Les auteurs classiques : J.-L. Petit, Desault, Boyer, Dupuytren, Nélaton, le Dictionnaire en 30 volumes, étaient muets sur cette intéressante question.

Le chapitre consacré par Malgaigne aux fractures du larynx, bien qu'il y soit parlé des fractures par *cause directe*, et des fractures par *pendaison*, bien qu'il y soit insisté sur l'extrême gravité de plusieurs de ces lésions, n'est lui-même qu'une sorte d'esquisse de la question.

C'est à M. Cavasse que nous devons la première monographie importante dans laquelle il fait part de ses expériences sur le cadavre et rapporte quelques observations inédites. Il avait puisé la première idée de son travail dans le service du professeur Laugier à l'Hôtel-Dieu. Dans cette thèse, l'auteur glisse sur le traitement qu'il abandonne à la sagacité du chirurgien.

Plus tard, en 1864, le professeur Gurlt de Berlin, dans la deuxième partie de son traité des fractures, a réservé une place importante aux fractures du larynx, pour l'étude desquelles l'auteur s'est livré à des expériences cadavériques. Il a tiré de ses recherches des conclusions importantes au double point de vue du mécanisme et du traitement.

M. Hénocque, en 1868, donne dans la *Gazette hebdomadaire,* une analyse très-succincte de 52 observations de fractures du larynx. Il les a surtout étudiées au point de vue de leurs causes, de leur gravité et de leur traitement.

A côté de ces travaux d'ensemble il faut signaler l'article de M. Bœckel dans le dictionnaire de Baillière.

Un certain nombre d'observations ont paru dans les journaux américains. Chez nous, Fredet, Béchade, Langlet et récemment Koch en ont publié quelques-unes.

Mussa dans sa thèse inaugurale (Paris 1872), pose et tranche carrément la question de la trachéotomie préventive.

Tout récemment enfin, notre maître, le professeur Panas, dans les *Annales de l'oreille et du larynx*, fait suivre une observation intéressante de réflexions très-importantes touchant le choix de l'opération et le manuel opératoire.

### ÉTIOLOGIE.

On n'a jamais dit d'une façon positive que les fractures du larynx s'observaient seulement chez les personnes âgées, ou après l'ossification des pièces cartilagineuses de l'organe. Pourtant, il est évident que presque tous les auteurs, même ceux qui rapportaient des observations prises sur les sujets jeunes, avaient une grande tendance à faire jouer, aux modifications anatomiques produites par les progrès de l'âge, un rôle considérable.

Ainsi, Morgagni (epist. 19, n° 16), à propos des fractures obtenues par traction sur le larynx au moyen d'une corde, dit que ni Valsalva ni lui n'ont observé ces lésions chez des jeunes sujets à cause

probablement, dit-il, de la mollesse de leurs cartilages; mais il ne s'engage pas davantage.

Marjolin (Cours de Pathol., chirurg., p. 396),
écrit ces lignes : « Le cartilage thyroïde chez les
« sujets avancés en âge offre une texture an-
« logue à celle du tissu osseux et il peut être frac-
« turé. » Il en donne un exemple. Après tout il ne
nie pas d'une façon absolue que la fracture soit
possible dans d'autres conditions.

Cette idée d'ossification n'en a pas moins préoc-
cupé beaucoup tous les auteurs. Les faits sont aujourd'hui assez nombreux pour que la question
se puisse trancher aisément.

### Influence de l'âge.

Gurlt a relevé l'âge de 16 sujets :
7 avaient de 6 à 30 ans.
9   —   de 30 à 67 ans.
Ainsi près de la moitié des sujets avaient **moins**
de trente ans.

Hénocque, dans les 52 observations qu'il a re-
levées et qui probablement n'indiquaient pas
toutes l'âge du blessé, a trouvé seize individus
âgés de trente ans et au dessous. Dans un cas le
blessé n'avait que neuf ans. Hunt rapporte cinq
cas chez des enfants de un à quatre ans. Ces faits
indiquent nettement que les fractures des carti

lages ne sont pas l'apanage exclusif de l'âge
mûr.

*Influence de l'ossification des cartilages du larynx.*

L'âge ne préoccupait les auteurs qu'au point de
vue de l'ossification. Mais l'époque même où cette
ossification se produit, n'avait rien de bien déterminé.

M. Segond (1) a montré que si les modifications
connues de la charpente du larynx étaient bien
attribuables au progrès de l'âge, il n'était pas
moins certain que ces modifications se produi-
saient suivant les individus à des époques fort dif-
férentes de la vie. C'est là une sorte de phénomène
sénile qui comme le Gérontotoxon se produit à une
époque pour ainsi dire indéterminée.

Il est clair malgré tout que l'ossification n'était
pas produite dans les cas cités par nous plus
haut, où de très-jeunes enfants présentaient des
fractures du larynx. Les relations d'autopsies sont
souvent muettes sur l'état des cartilages. Lorsqu'elles ne rapportent rien de spécial c'est probablement que les cartilages sont à l'état normal,
car dès que l'ossification existe, elle ne manque
pas d'être signalée. Enfin, l'expérimentation,
entre les mains surtout de Helwig, Cavasse et

_____

(1) Segond, *archiv. gén. de méd.*, juin 1847.

Gurlt, a multiplié les exemples de fractures dans les cartilages non altérés.

L'ossification n'est donc pas une condition indispensable pour la production des fractures du larynx ; elle n'en reste pas moins une cause prédisporante très-puissante ainsi que l'on peut le supposer à priori.

Dans quelques observations, des lésions graves ont succédé à des violences qui semblaient incapables de les produire. Ainsi dans l'observation de Martin Damourette (Cavasse p. 13) une jeune servante maltraitée par sa maîtresse se révolte et la prend à la gorge. A peine l'a-t-elle saisie qu'elle la voit tomber à ses pieds. Le cartilage thyroïde était fracturé. La victime était une vieille femme. Il est bien probable que le cartilage était ossifié.

Dans les expériences, tous les auteurs ont noté que certains cartilages minces et ossifiés de vieillards se brisaient sons l'influence du moindre choc. Il est probable que, si les vieillards prenaient part plus souvent à ces rixes qui n'appartiennent guère qu'au jeune âge ou à l'âge adulte, nous observerions plus fréquemment les fractures du larynx.

*L'influence du sexe* n'a été relevée que par Gurlt. Sur 20 cas il a trouvé exactement 10 hommes et 10 femmes.

### Causes et Mécanisme.

Une des causes les plus indiquées c'est *la pression latérale* exercée des deux côtés du larynx par une main vigoureuse. Le larynx est écrasé entre le pouce placé généralement sur le côté droit du larynx, et les autres doigts situés de l'autre côté. Cavasse a montré que la fracture du thyroïde s'obtenait aisément par ce procédé, surtout chez des sujets âgés et lorsqu'on presse vers sa partie supérieure. Le cricoïde peut lui-même, mais plus difficilement se fracturer par ce procédé.

Hénocque a trouvé que la fracture s'était produite de cette façon 15 fois dans les 52 cas qu'il a relevés.

*Des pressions exercées directement sur la face* antérieure du larynx au moyen de la main, ou du pied, des coups violents portés par des corps de forme et de volume divers, des chutes dans lesquelles le larynx porte directement sur un objet dur et saillant, voilà les causes qui plus fréquemment encore produisent la fracture.

Cavasse et tous les autres expérimentateurs ont produit sans difficulté des lésions des cartilages par ces divers procédés ; mais on ne peut pas dire que l'expérimentation ait fourni ici des données nouvelles.

La pendaison et la strangulation au moyen

2

d'une corde, ne nous intéressent que fort peu.
Nous nous bornerons à indiquer qu'elles ne semblent pas produire les fractures du larynx aussi
souvent qu'on aurait pu le penser *a priori*. Les
faits connus sont très peu nombreux et l'expérimentation n'a jamais pu par ce moyen arriver à
aucun résultat.

On ne peut que citer une fois de plus les faits
que M. Langlet a portés à la Société anatomique
(1866-67). Il s'agit des fractures observées chez les
aliénés. Quelle part revient dans ces fractures à
la strangulation par le rebord dur d'une camisole
de force et à des violences qui auraient été exercées
par des infirmiers ? C'est ce qui n'a pas été bien
défini.

Il est probable que la strangulation et la pendaison agissent sur le larynx à la façon des pressions exercées directement sur la paroi antérieure.
Dans ces divers cas, la fracture est produite par
l'exagération de la courbure naturelle du larynx.

Les deux ailes s'écartent et la rupture se produit quand l'élasticité du larynx se trouve dépassée. Si le larynx est mobile, il est frappé un peu
de côté, il peut échapper à la cause fracturante.

Au contraire, la fracture se produit facilement
s'il est fixé contre la colonne vertébrale. Cet état
de fixité se réalise souvent chez l'homme qui tend
tous ses muscles pendant qu'il est attaqué. On
l'obtenait dans les expériences en mettant un bil-

lot sous la nuque et en tendant fortement le cou.

Ainsi dans les deux grands modes suivant lesquels le larynx se fracture, tantôt il y a écrasement du thyroïde entre les doigts par rapprochement de ses lames, tantôt, au contraire, il y a écartement exagéré de ces mêmes lames et fracture au moment où l'élasticité de l'organe est dépassée. On a comparé très-justement ce double mécanisme à celui qui préside à la fracture des côtes.

Notons que le cartilage cricoïde se brise toujours de la même façon : il est écrasé dans tous les cas ; mais tantôt il est saisi entre les doigts et tantôt il est pressé entre un corps lourd, ou animé d'une certaine vitesse, et la colonne vertébrale.

*Les fractures par coups de feu,* du larynx, ne sont pas communes. Witte (Archives für Klinisch chirurgie, t. XXI, p. 186, 1877) n'en a trouvé que 4 à 5 sur 10,000 blessés. Mais ces fractures s'accompagnent de plaies et de destructions plus ou moins grandes qui donnent aux lésions une physionomie toute particulière. On nous permettra de ne pas les faire entrer dans notre cadre.

*Les fractures par cause musculaire* sont-elles possibles ? Il n'en existe aucun fait positif.

ANATOMIE PATHOLOGIQUE.

La boîte cartilagineuse du larynx se compose de

quatre grandes pièces principales : deux impaires
symétriques, le thyroïde et le cricoïde, deux latérales paires, les aryténoïdes.

Le cartilage aryténoïde par sa mobilité et par
son petit volume échappe presque toujours aux
causes fracturantes. Nous ne trouvons l'indication
d'une lésion portant sur lui, que dans l'observation I, de Cavasse. Il y est dit brièvement qu'entre autres choses on rencontre à l'autopsie « une
« fracture articulaire et une luxation du cartilage
« aryténoïde droit. »

En quoi consistait au juste cette fracture articulaire ? l'auteur ne le dit pas ; et le fait qu'il men-
tionne a passé inaperçu car nulle part on ne fait
entrer dans les statistiques, la fracture du cartilage aryténoïde. Pour la luxation de ce cartilage,
il en est bien autrement. Elle est citée très-sou
vent. Dans les écrasements un peu considérables
du larynx, elle ne fait guère défaut, et elle entre
pour une bonne part dans les accidents mortels
qui s'observent si souvent.

Les lésions du cartilage cricoïde sont loin d'être
aussi communes que celle du thyroïde, et, fait
assez curieux, les lésions simultanées du cricoïde
et du thyroïde présentent exactement la même
fréquence que les lésions isolées du cricoïde.

Ainsi le relevé des observations de Gurlt donnait:
Cartilage thyroïde, fracture isolée 18 cas
    «     cricoïde       «       5

Thyroïde et cricoïde fracturés simultanément 5 cas.

M. Hénocque recueillant de nouvelles observations et faisant porter sa statistique sur 52 cas est arrivé aux chiffres suivants.

Cartilage thyroïde, fracture isolée — 23
«    cricoïde    «    — 7
Thyroïde et cricoïde fracturés simultanément 7

Les fractures du cartilage cricoïde ont toujours présenté une certaine régularité. On les a notées aussi souvent en arrière et sur les côtés, que sur la partie antérieure quoique les dimensions de l'anneau cricoïdien soient bien moindres de ce côté. Elles ont toujours été complètes et longitudinales, c'est-à-dire dirigées dans le sens vertical ou un peu oblique.

La fracture est quelquefois unique et dans ce cas elle est souvent en arrière près de la ligne médiane, un peu sur le côté d'ordinaire, d'autrefois elle est double. Elle a été vue triple quelquefois, dans l'observation de Frédet par exemple : « on « constate une triple fracture du cartilage cri-« coïde. La première et la plus considérable siége « en arrière et sur la partie moyenne du carti-« lage ; elle est verticale, à bords tellement nets « qu'on croirait qu'elle a été faite par un instru-« ment tranchant ; elle occupe toute l'étendue du « cartilage... Les deux autres fractures existent à

« droite et à gauche en avant et sur les parties
« latérales du cartilage ; elles sont obliques de
« haut en bas et d'avant en arrière, avec dépres-
« sion en avant de chaque côté, produite par le
« chevauchement du fragment postérieur. »

Ce sont les *fractures du cartilage thyroïde* qui
ont été le plus souvent observées et le plus étudiées. Nous regrettons de constater qu'il n'existe
pas un seul spécimen de ces fractures au musée
Dupuytren. Il semble que les pièces présentées
à diverses reprises à la société anatomique auraient
dû être admises à figurer dans cette précieuse
collection.

La fracture du cartilage thyroïde peut-elle être
incomplète, c'est-à-dire pour employer le terme
dans le sens ordinaire du mot, bornée à une portion de l'épaisseur du cartilage ? Nous ne connaissons aucun fait qui permette de l'établir,
quoiqu'on dise presque partout : ces fractures
peuvent être complètes ou incomplètes, simples
ou multiples, etc., etc.

Si l'on entendait par fractures incomplètes les
fissures intéressant toute l'épaisseur de la pièce
cartilagineuse, mais ne la traversant pas d'un
bord à l'autre, c'est-à-dire, suivant toute sa hauteur, on pourrait affirmer leur existence. Il suffit
pour en rester convaincu de jeter les yeux sur la
belle figure de Gurlt que M. Duplay a fait reproduire dans son traité de pathologie chirurgicale.

On voit sur le thyroïde 5 ou 6 fissures, dont quelques-unes commençant au bord supérieur, n'atteignent point l'inférieur, et dont les autres bornées à la portion moyenne de la lame elle-même, ne touchant ni l'un, ni l'autre bord.

L'observation de M. Landoz (Annales et bulletin de le société médicale de Gand, et Gaz médic. 1838 p. 698) en fournit aussi un bel exemple.

« Cette fracture ( du cartilage thyroïde) à bords
« inégaux, ayant presque la forme d'un S, était de
« la longueur de 15 millim. et s'étendait depuis
« quelques lignes au-dessous du bord supérieur
« de la partie droite du cartilage jusqu'à sa partie
« inférieure, et depuis l'angle saillant formé par
« ses parties droite et gauche jusqu'à l'union des
« deux tiers postérieurs de la partie droite avec
« son tiers antérieur. »

La fracture complète et totale c'est-à-dire intéressant toute la largeur du cartilage est de beaucoup la plus fréquente. Elle peut détacher seulement une corne du cartilage, une des cornes supérieures surtout, ou siéger sur les lames. Ici on pourrait distinguer les fractures en régulières qui sont toujours assez semblables entre elles, et qui sont uniques, et les fractures irrégulières multiples qui représentent des écrasements complets u thyroïde. Ces dernières sont moins communes que les précédentes.

La fracture *régulière* unique se présente dans

un état de simplicité relative assez grande et les expérimentateurs la reproduisent telle qu'on la trouve dans les faits cliniques.

Elle siège le plus souvent sur la partie antérieure du cartilage, au voisinage de la ligne médiane, ou sur la ligne médiane elle-même. Cavasse, a insisté beaucoup sur la détermination de ce lieu de la fracture et il attribue la localisation qu'il signale à l'existence du cartilage médian de Rambaud. On sait qu'il existerait suivant cet anatomiste, une pièce cartilagineuse médiane, placée entre les deux lames du thyroïde, qui garderait assez longtemps une demi indépendance et ne se confondrait absolument avec ses voisines, qu'au moment de l'ossification du larynx. Les fractures se produiraient de préférence, soit à droite, soit à gauche de la ligne médiane, lorsqu'elles détacheraient cette pièce de l'une des lames. Les fractures médianes ne deviendraient possibles qu'après l'ossification qui fait disparaître cette espèce de suture. Les faits expérimentaux surtout semblent avoir jusqu'à un certain point confirmé la théorie de Cavasse et de Rambaud.

Dans un certain nombre de faits cliniques, le trait de la fracture s'écarte un peu du chemin que la théorie voudrait lui imposer. Dans l'observation de Landoz déjà signalée, il affectait assez bien la forme d'un S. D'autres fois la fracture se dirigeait en bas et en dedans, après avoir com-

mencé en haut un peu en dehors de la ligne médiane. Enfin, et plus souvent encore, elle commence vers la ligne médiane en haut, et se di-
rige un peu en bas et en dehors, comme dans
une observation de Langlet et dans une autre
Piedagnel.

Dans un petit mémoire de Paul Koch (*Annales
des maladies de l'oreille et du larynx*, mai 1879,
n° 2, p. 81), se trouve figurée une fracture du
larynx, dans laquelle la lame gauche du thyroïde,
semble divisée verticalement vers son milieu. Je
crains que le dessin ne représente pas très-exacte-
ment la fracture qui, d'après le texte de l'auteur,
semblait devoir, au moins pour sa partie supérieure, se rapprocher davantage de la ligne médiane.

Les fractures multiples sont irrégulières dans
leurs traits. Elles présentent généralement des
fragments mobiles et ne se prêtent à aucune des-
cription particulière.

Les parties molles présentent des lésions va-
riables. Le périchondre tout d'abord, peut, dans
quelque cas, être conservé au moins sur une des
faces, et Langlet pensait que la conservation du
périchondre interne devait fournir la preuve que
la fracture avait été produite par rapprochement
des lames, tandis que sa disparition avec conservation du périchondre externe, devait appartenir
aux fractures par propulsion directe. L'état du

périchondre varie évidemment avec le degré de chevauchement que l'on observe. Parfois le déplacement des fragments est nul; mais souvent il est très-notable ; on les a vu écartés d'un centimètre, dans un autre cas, l'introduction du pouce à travers les fragments jusque dans la cavité du larynx, se trouvait possible.

Quelquefois c'est un petit fragment qui est repoussé par la violence fracturante vers la cavité laryngienne, et qui, perforant la muqueuse, vient faire plus ou moins saillie dans cette cavité.

La muqueuse du larynx est souvent déchirée par les fragments. Elle est presque toujours plus ou moins décollée des parties profondes. On l'a toujours vue très-injectée, ecchymosée. Un œdème considérable et qui s'étend aux cordes vocales, aux ventricules, aux replis épiglottiques, arrive souvent.

Les muscles laryngiens peuvent être déchirés, leur infiltration par le sang et quelquefois par du pus a été notée. Enfin, des ecchymoses étendues peuvent, en dehors de la sphère du larynx, s'observer dans les muscles voisins, dans le tissu cellulaire périlaryngien et sous-cutané. La peau peut présenter elle-même des traces plus ou moins nettes de violence.

En même temps que les fractures des cartilages du larynx, s'observent assez souvent des fractures de voisinage dont l'histoire a été rapprochée par quelques auteurs de celle qui fait le sujet de notre travail ; nous voulons parler surtout des fractures de l'os hyoïde et de la trachée.

Gurlt a relevé les chiffres suivants :

Deux fois il y a eu fracture simultanée des deux cartilages (thyroïde et cricoïde) et de la trachée.

Deux fois il y a eu fracture du cartilage cricoïde seul et de la trachée.

Ces chiffres s'appliquent presque exactement aux cas de fracture simultanée de l'os hyoïde et du larynx, ainsi :

Deux fois il y a eu fracture simultanée des deux cartilages (thyroïde et cricoïde) et de l'os hyoïde.

Trois fois il y a eu fracture du thyroïde seul et de l'os hyoïde.

Dans un seul cas, hyoïde, thyroïde et cricoïde ainsi que la trachée se trouvaient atteints simultanément.

Ces chiffres contrastent un peu avec ceux qui expriment la fréquence des fractures isolées de l'os hyoïde ou de la trachée qui, toujours suivant Gurlt, seraient les suivants :

Fractures isolées de l'os hyoïde, 21 cas.

—      —   de la trachée,  4 cas.

Nous devons enfin noter, que dans des cas où l'é- crasement avait été porté à un degré extrême, on a pu voir une plaie de l'œsophage (Hamilton), une rupture de la veine jugulaire (Simeons), des fractures du maxillaire inférieur, de la clavicule (Wales, Trélat, Panas, etc.).

Comment s'accomplit la consolidation des fractures du larynx ?

Deux cas peuvent se présenter ; ou le squelette laryngé est encore cartilagineux ou bien l'ossification s'est produite.

Dans le premier cas la réunion se fait au moyen d'une virole extérieure fournie par le périchondre, virole qui peut s'ossifier ou rester fibreuse. Des recherches de différents auteurs, résulte que le tissu cartilagineux est susceptible de se régénérer. Le périchondre remplirait vis-à-vis du cartilage le rôle que le périoste remplirait vis-à-vis de l'os. Le premier serait tapissé d'une couche chondrogène, comme le second le serait d'une couche osteogène.

En cas d'ossification, la nature, dit M. le professeur Gosselin, utilise les mêmes ressources pour la consolidation de cette variété d'os plats que pour celle des os longs. Le périoste est le principal organe formateur.

Le travail de l'ossification peut se trouver troublé par une suppuration au niveau du foyer de la fracture. Ainsi peut-on voir de véritables abcès laryngiens et périlaryngiens, des fistules et des nécroses de fragments de cartilages tout à fait comparables à celles qui s'observent dans les périchondrites et les chondrites des tuberculeux.

Ces cas ne sont pas les plus fréquents. Ceux que Langlet a observés chez des aliénés sont peut-être les plus remarquables.

La cicatrisation, dans une mauvaise situation, des pièces dures et des parties molles du larynx est l'origine trop souvent d'un rétrécissement dont les effets devront nous préoccuper grandement. Les autopsies de larynx retrécis à la suite de fracture manquent absolument. On peut se faire une idée de ce qui doit exister en lisant les observations de rétrécissements laryngiens survenus à la suite des plaies du larynx et de diverses affections ulcératives des cordes vocales.

## SYMPTÔMATOLOGIE.

I. *Des signes physiques* d'une grande importance sont souvent notés dans les fractures du larynx :

*La déformation de la région* consistant dans la disparition de la saillie normale du larynx, et l'aplatissement de la région cervicale antérieure, est un signe important. On l'a observée dans un certain nombre de fractures, déterminées par une chute ou par un choc violent. Le gonflement qui survient, masque au bout de peu de temps cet état anormal. Cette déformation manque dans le plus grand nombre de cas, il faut bien le dire.

*Une mobilité anormale*, la faculté de rapprocher facilement par des pressions latérales les deux lames du thyroïde, *la sensation directement perçue par les doigts*, d'un trait de fracture sur la partie antérieure du thyroïde, peuvent, en l'absence de toute déformation et quelquefois de tout gonflement, se laisser percevoir parfaitement, et constituer presque l'unique symptôme de la fracture du thyroïde.

*La crépitation osseuse* ou *cartilagineuse*, suivant que la larynx a subi ou non les modifications ordinaires qui résultent de l'âge, a été perçue par un certain nombre d'observateurs. On la trouverait plus souvent si on n'était pas tenu à rester sur la réserve et à ménager des explorations qui peuvent être dangereuses.

Il faut avoir soin de distinguer cette crépitation de celle qui s'obtient à l'état normal en frottant les grandes cornes du cartilage thyroïde contre la colonne vertébrale.

*L'emphysème* a été vu un certain nombre de fois. Il détermine cette crépitation fine, bien connue, qui ne saurait être confondue avec la crépitation précédente. C'est moins un symptôme qu'une complication. Il est ici semblable à ce qu'il est partout. Il est localisé ou s'étend à tout le cou, au visage, aux extrémités supérieures, au médiastin. Il indique une affection grave du larynx, et accompagne toujours un certain degré de déplacement des fragments.

Nous n'avons rien à dire des *ecchymoses* de forme variée, *traces de contusion, excoriations*, qui s'observent si souvent. Elles peuvent avoir une grande importance, au point de vue médico-légal, qui doit être fréquemment envisagé dans ces accidents ; leur forme, leur siége, etc., peuvent indiquer le point d'application du corps vulnérant, faire soupçonner sa nature, etc.

II. *Les symptômes fonctionnels*, parfois réduits à un minimum insignifiant, sont graves, redoutables, presque toujours.

*La douleur spontanée* existe toujours dans les premiers moments, mais elle disparaît assez vite. Elle est ramenée par une foule de circonstances. D'abord, toute pression extérieure en vue d'une exploration, ou pour toute autre cause, la ramène. Tous les mouvements auxquels le larynx prend part directement ou indirectement, la fait reparaître. Les mouvements de la langue, les plus petits efforts pour parler ou pour avaler, en mettant en jeu l'appareil hyo-laryngien, deviennent, au moins, dans les premiers temps, une cause de vives souffrances.

*La dyspnée* est le symptôme capital de la fracture du larynx. C'est elle qui fait presque toute la gravité de la maladie.

Dans un certain nombre d'observations elle a manqué complétement, si bien que la lésion n'a été reconnue qu'au moyen des signes physiques

(Piédagnel, Marjolin), mais ce sont de véritables exceptions.

Presque toujours la dyspnée se montre immédiatement après l'accident et présente d'emblée une extrême gravité ; on note alors tous les caractères de l'asphyxie qui commence ; teinte cyanotique du visage, refroidissement de la peau, petitesse du pouls. La respiration est fréquente, accompagnée de bruits variés.

La dyspnée peut augmenter les jours suivants, ou au contraire diminuer peu à peu. Quelquefois elle n'est pas considérable au début mais elle devient tout à coup intense un peu plus tard, et entraîne la mort en quelques minutes. Le même accident peut se produire après que la dyspnée d'abord intense avait diminué et semblait en voie de disparaître. Ces faits s'expliquent suffisamment si l'on songe aux causes variées qui la produisent.

La dyspnée survient immédiatement lorsque les fragments des cartilages du larynx sont assez mobiles pour ne plus constituer un canal résistant. Les efforts inspiratoires aboutissent au rapprochement des parois devenues en quelque sorte flottantes. Une déchirure des cordes vocales, leur désinsertion en avant ou en arrière, la luxation du cartilage aryténoïde qui vient ajouter un obstacle de plus à l'inspiration, toutes ces lésions agissent à peu près de la même façon et en-

traînent par le même mécanisme l'asphyxie im—
médiate complète ou incomplète suivant les cas.

Le gonflement qui survient les jours suivants
au niveau des points lésés, l'œdème de la muqueuse, entraînent souvent une aggravation de la
dyspnée, rendue encore plus sensible par la fièvre
qui accélère de son côté les mouvements inspiratoires. Le gonflement et l'œdème diminuant dans
les cas heureux, ce symptôme perd au contraire un
peu plus tard de son intensité. Chez des malades
qui ont guéri, une certaine gêne respiratoire a persisté ; les mouvements brusques, les efforts rame-
naient de la dyspnée.

L'asphyxie brusque frappant d'une façon im-
prévue un blessé qui semblait déjà en voie de guérison est presque toujours le résultat d'un déplacement des fragments et surtout de la luxation du
cartilage aryténoïde. Nous la voyons se produire
chez plusieurs malades à l'occasion d'un mouvement brusque, trois fois au moment de remonter
sur le lit, en revenant d'un besoin. Quelle part
faut-il faire chaque fois à un obstacle mécanique,
quelle part au spasme laryngien, c'est ce que les
observations avec autopsie même n'établissent pas
suffisamment.

*La phonation* est naturellement atteinte la plupart du temps ; elle l'est à divers degrés. Parfois
l'aphonie est complète, le malade ne produit aucun
son et se garde même de chercher à en produire ;

3

le moindre effort de ce genre détermine des accès de suffocation. Souvent il existe seulement un affaiblissement de la voix ou une raucité plus ou moins marquée. A un degré variable le trouble de la voix ne manque, on peut le dire, jamais, et c'est là, au point de vue diagnostique, un signe véritablement important. Après la guérison sans opération, on a vu assez souvent persister des troubles de la phonation. La voix a pu rester voilée ; il était impossible de crier, etc.

*La déglutition* est aussi pénible souvent que la phonation. Tout effort pour avaler produit les mêmes effets que les efforts pour parler. C'est après plusieurs jours seulement que les malades sont arrivés parfois à avaler sans trop de difficulté des aliments liquides.

*Des crachements de sang* spumeux avec toux convulsive peuvent se montrer au moment de l'accident ; mais ils manquent le plus souvent, ou ils cessent assez rapidement. Ils peuvent être remplacés au bout d'un temps variable par une *expectoration purulente* à odeur fétide ; c'est lorsque le foyer de la fracture, communiquant par une plaie de la muqueuse avec l'air extérieur, entre en suppuration.

## DIAGNOSTIC.

Dans un certain nombre de cas, le diagnostic

est tout fait lorsque le malade se présente à l'observation. S'il existe des signes physiques d'aplatissement du larynx, si l'on sent avec la main les
fragments mobiles, on ne peut se méprendre sur
l'existence de la fracture.

Ces signes peuvent être masqués par le gonflement qui s'est produit, car le chirurgien ne voit
pas toujours les malades immédiatement après
l'accident. Dans ce cas, les commémoratifs qui
apprennent qu'un coup a été reçu au niveau du
larynx, la dyspnée, l'aphonie, l'expectoration
sanguinolente, l'emphysème, suffisent et au delà
à nous tirer d'incertitude.

Dans certaines fractures très-simples, survenues
par pressions latérales, comme dans celle de
Piedagnel, les symptômes fonctionnels se bornent
à la raucité de la voix ; le larynx n'est pas déformé,
mais une exploration soigneusement faite permet
de reconnaître le siège de la fracture thyroïdienne.

Il est probable que plusieurs de ces fractures
très-simples, sont passées inaperçues. On a pu en
méconnaître de beaucoup plus importantes chez
les aliénés (cas de Langlet).

Le diagnostic de l'espèce de la fracture et de sa
variété, la détermination de la cause exacte des
accidents observés serait bien utile à faire ; mais
la plupart du temps ces questions sont insolubles.
Une fracture du cartilage thyroïde se reconnaît
assez bien et se voit même assez complétement

dans sa forme véritable; mais une fracture du cricoïde, mais les complications profondes vers les aryténoïdes et les cordes vocales sont difficiles à détailler. On a pu, dans deux cas, essayer de l'examen laryngoscopique. Lorsqu'il serait utile, son usage est impossible et dangereux.

### PRONOSTIC.

La gravité du pronostic des fractures du larynx est un des faits les mieux établis de leur histoire.

Hénocque avait trouvé sur 52 cas de fractures, 9 guérisons et 43 morts; G. Fischer, sur 71 cas rassemblés par lui, compte 56 morts et 15 guérisons.

Au point de vue du siège de la fracture, la gravité du pronostic est bien déterminée dans le tableau suivant (Gurlt).

| | | Guérisons | Morts. |
|---|---|---|---|
| 1. Thyroïde seul........ | 23 | 5 | 18 |
| 2. Cricoïde seul........ | 7 | 0 | 7 |
| 3. Larynx sans dénomination exacte....... | 5 | 3 | 2 |
| 4. Thyroïde et cricoïde.. | 7 | 0 | 7 |
| 5. Thyroïde, cricoïde et trachée............ | 2 | 0 | 2 |
| 6. Hyoïde et cricoïde.... | 3 | 1 | 2 |
| 7. Hyoïde, cricoïde et Thyroïde............ | 2 | 0 | 2 |
| 8. Hyoïde, cricoïde et trachée............... | 1 | 0 | 1 |

Si nous réunissons aux fractures du thyroïde seul, les fractures de l'hyoïde et du thyroïde (nº 6), et fractures du larynx sans désignation (nº 3), qui étaient probablement toutes des fractures du cartilage thyroïde, nous possédons 31 cas de fractures du thyroïde isolé, sur lesquels sont notées 9 guérisons et 22 morts. Nous verrons tout à l'heure la part qu'il faut faire au traitement des 9 malades en question.

Ce qui a frappé tous les observateurs, c'est la gravité absolue des fractures du cricoïde ; ainsi qu'on peut le voir dans notre tableau, toute fracture dans laquelle le cricoïde est intéressé entraîne la mort, que ce cartilage soit atteint isolément, ou à plus forte raison, en même temps que la thyroïde, la trachée ou l'os hyoïde.

### TRAITEMENT.

Le danger prochain dans le plus grand nombre des fractures du larynx c'est l'asphyxie. L'éviter, voici presque l'unique préoccupation des chirurgiens.

Quand on parcourt les divers mémoires écrits sur cette question de pathologie, on voit que la crainte de cet accident a toujours été croissant et que le traitement de la fracture s'est ressenti gravement de l'idée que l'on se faisait de sa gravité.

Tout d'abord les chirurgiens temporisent volontiers, et se bornent à pratiquer la trachéotomie
lorsque des accidents sérieux les y obligent.
Voyez, disaient-ils, ces cas, malheureusement assez
rares, ceux de Piédagnel, Marjolin, Gibb. Les
choses s'y sont passées de la façon la plus simple.
Quelques jours de repos, du silence, parfois quelques bandelettes agglutinatives et tout est rentré
dans l'ordre. Plus même ; on a temporisé dans
certains cas où des symptômes menaçants semblaient inviter à une intervention active, et on a
eu la satisfaction de voir au bout d'un jour ou
deux, ces symptômes perdre de leur intensité et
finalement disparaître pour faire place à une guérison que l'on osait à peine espérer tout d'abord.
Ainsi par exemple ce cas qui à la vérité manque
un peu de précision anatomique (Voy. Obser. V).

A cette manière de voir on est venu objecter
que le nombre des guérisons obtenues spontanément était fort petit, fait grossier, mais qui a bien
sa valeur. On a dit encore : à la vérité dans quelques cas une amélioration des symptômes a été
observée quelque temps après l'accident, mais
comme il est plus fréquent de les voir s'aggraver.
Et si encore cette aggravation était progressive,
facile à prévoir et à suivre ; mais point. Dans un
état de bien-être relatif, souvent après une amélioration notable, qui durait depuis quelques jours
l'asphyxie saisit tout d'un coup le malade et l'em-

porte dans quelques minutes ? Que venez-vous
donc nous parler de temporisation ? Vos malades
ne présentent aucun symptôme grave ? Mais qui
vous dit, que tout à coup il n'en surviendra pas et
que comme tant d'autres ils ne seront pas victi-
mes de votre timidité. Conclusion : n'attendez pas
l'apparition des accidents et dès qu'une fracture
est démontrée même en l'absence de tout phénomène menaçant, pratiquez la trachéotomie ou la
laryngo-trachéotomie. Telle est la conclusion que
Mussa dans une thèse passée en 1872 à la faculté
de Paris, n'a pas craint de poser.

Cette opinion avait déjà été soutenue d'une façon presque aussi absolue par Gurlt. Après Mussa,
nous voyons M. Laugier (*Annales du larynx et
des oreilles*, 1875, décembre, p. 404), soutenir la
même opinion : « Il faut recourir à la trachéotomie, même dans les cas qui s'annocent comme
les plus simples, parce qu'on ne sait pas ce qu'ils
deviendront. » Enfin, M. Paul Koch, dans un article récent sur les fractures du larynx (1), s'ex-
prime ainsi (p. 80) : « Si c'est une loi absolue
« que *dans tous les cas de fracture laryngienne,*
« *sans exception aucune,* il faut faire la broncho-
« tomie sur le champ, quand même l'asphyxie
« n'est pas imminente, . . . etc. »

Ainsi, nous serions en présence d'une loi qui

---

(1) *Annales de l'oreille et du larynx*, mai 1879, p. 73.

tendrait à se faire universellement admettre.
Disons tout de suite qu'elle trouve bien par-ci
par-là quelques contradicteurs. Bœckel, dans le
Dictionnaire de Baillière, Duplay, dans sa Pathologie externe, ne vont pas aussi loin. Ce dernier termine son court, mais substantiel article
sur les fractures du larynx par ces mots :

« Tout en insistant sur l'extrême importance
« de la trachéotomie dans le traitement des frac-
« tures de la trachée et du larynx, nous ne nous
« croyons pas autorisés à conseiller d'une manière
« préventive, la pratique de cette opération, quoi-
« que cette opinion ait été soutenue par quelques
« auteurs. »

Nous comprenons bien ces scrupules des bons
praticiens ; on essaie de les convaincre à coup de
chiffres ; ils répondent : vos statistiques, nous ne
pouvons pas les juger. Elles ne sont pas assez
nettes. Mais nous voyons des faits cliniques qui
nous paraissent aller contre vos idées, et cela
nous suffit. La statistique, si instructive quand
elle est l'expression bien sincère des faits bien
connus, bien détaillés, ne semble pas avoir toutes les qualités qu'il faudrait dans les applications qui en ont été faites aux fractures du larynx. Un seul exemple : Pour nous persuader de
la gravité très-réelle assurément des fractures du
larynx, Mussa dresse un résumé statistique de
40 observations.

Les conclusions du tableau sont :

26 morts, 14 guérisons.

Or, dans ces 26 morts, relevons dans le tableau même de Mussa quelques faits.

Voici l'observation 2 (O'Brien) ; il y avait fracture du thyroïde, du cricoïde et de 5 anneaux de la trachée. Quelle est la cause de la mort dans ce traumatisme ? Peut-on rapprocher cela d'une fracture par choc sur le larynx.

L'observation 7 (Ladoz), relate l'autopsie d'un homme, dont il est dit expressément dans l'observation qu'il est mort par le fait de lésions autres que celles du larynx.

Les observations 22 (Berger) et 25 (Helwig), sont des faits d'autopsie après strangulation.

L'observation 35 (Remer), une autopsie après pendaison.

Les observations 28, 29, 30, de Langlet, sont des autopsies d'aliénés qui, porteurs depuis longtemps de fractures inaperçues, car il y avait suppuration, abcès fistules, continuaient à contusionner leur larynx et à s'étrangler sur la camisole de force.

Dira-t-on que dans toutes ces observations, la temporisation a été cause de la mort et même que la fracture est pour beaucoup dans la terminaison fatale. Non, certes. Ainsi 8 cas et davantage peut-être si on y regardait de plus près, dans cette somme de 26, devraient être éliminés. Nous pour-

rions peut-être démontrer que le nombre des guérisons dans les fractures du larynx égale, ou peu
s'en faut celui des cas mortels. Mais nous n'avons
pas à insister sur ce point. Nous voulions seulement montrer le peu de crédit que doivent nous
inspirer la plupart des statistiques actuellement
entre nos mains.

Un enseignement précieux et que les essais de
statistiques de Gurlt et de Mussa nous feraient
perdre de vue plutôt qu'ils ne nous les montre-
raient bien, c'est que la trachéotomie a toujours
réussi ! Nous savons bien que 2 malades sur
7 (Gurlt), nous pouvons dire sur 8, en y ajoutant
le fait de M. Panas, ont succombé après la trachéotomie ; mais l'un d'eux présentait avant l'opération une complication de pneumonie et d'urémie
(Sachs), et l'autre avait souffert des désordres si
graves que le larynx communiquait avec l'œsophage (Hamilton). Disons donc que la trachéotomie guérit presque toujours, sinon toujours. Elle
ne conservera que sa gravité opératoire ordinaire,
relativement peu considérable.

Est-ce à dire qu'il ne faille tenir aucun compte
des cas dans lesquels les malades ont guéri seuls
et comme le veulent les auteurs précités, faire
toujours quand même la trachéotomie. Loin de
nous cette pensée.

Il est parmi les cas dits simples, un certain
nombre de fractures vraiment légères. Elles ne

sont pas nombreuses, mais celles que l'on connaît
sont nettes. Certains individus, pris à la gorge,
présentent une fracture du cartilage thyroïde que
l'on est forcé de chercher un peu pour la décou-
vrir. En effet le larynx n'est pas déformé. Il n'est
ni aplati ni élargi. La voix est à peine altérée, il
n'existe pas de trace de dyspnée, la déglutition un
peu difficile, se fait cependant sans trop de peine.
La fracture se reconnaît quand on la cherche, soit
par l'existence d'une petite crête sur le cartilage
thyroïde, soit par le fait d'une facilité exagérée
dans le rapprochement des deux lames de ce cartilage. Il n'y a pas de contusion violente du cou, pas
de toux, pas de crachement de sang. Tels sont les
cas de Marjolin, de Piedagnel, de Gibb. Un cas
de cette espèce a-t-il jamais présenté tout d'un
coup une aggravation énorme des symptômes, a-
t-il entraîné la mort ? Jamais. Voilà des cas réel-
lement simples, des cas dans lesquels il n'existe
pas de lésions profondes, dans lesquels le périchondre n'est pas lésé en arrière, très-probable-
ment, ainsi que Lenglet le pensait très-justement,
dans lesquels, par conséquent, on a toute chance
de ne point voir survenir d'ecchymoses laryngien-
nes, œdème et toutes les autres causes d'asphyxie.
Dans un cas de ce genre, on peut le dire haute-
ment, la temporisation est la règle, mais les cas
de ce genre sont rares et c'est au chirurgien à bien
étudier son malade pour ne pas les confondre

avec ceux qui ne sont simples qu'en apparence.

Un cas ne doit pas être dit simple parce que dans le moment où on l'observe il ne présente pas de symptômes menaçants. Tout aplatissement du larynx, toute déformation est le fait d'une lésion qu'il faut regarder comme sérieuse et capable de menacer la vie à bref délai, si elle ne le fait pas immédiatement.

Alors même que l'aspect extérieur ne semble pas modifié, je n'hésite pas à dire que le cas n'est pas simple lorsqu'on voit se produire immédiatement après une violence portant sur le larynx des signes tels que ceux-ci : Aphonie, trouble de la déglutition et crachement de sang. Alors même qu'il n'existe aucune trace d'asphyxie, on peut soupçonner l'existence de lésions sérieuses capables de déterminer à un moment donné les phénomènes les plus graves.

Dans ce cas il nous semble cependant que le chirurgien peut temporiser s'il a le malade sous les mains ; mais nous avouons aussi que nous ne pouvons blâmer absolument une intervention active.

Lorsque des phénomènes asphyxiques se montrent dès le premier moment il n'y a pas à hésiter. Dans tous les cas de ce genre sauf un ou deux peut-être les phénomènes ont toujours été en s'aggravant. Nous concédons volontiers que le trachéotomie est de règle absolue, même dans les cas où l'asphyxie est peu avancée, et à plus forte raison dans les autres.

Nous n'avons insisté sur l'utilité de la trachéotomie qu'au point de vue de l'asphyxie : c'est en effet là le danger immédiat et menaçant par excellence. Mais il en est un autre que nous avons indiqué en passant, qui a bien sa valeur et qui peut fournir quelques indications thérapeutiques, nous voulons parler du rétrécissement du larynx. Celui-ci peut être considérable même chez des malades guéris spontanément. Nous ne connaissons cependant aucun fait de sténose laryngée consécutive à une fracture ayant nécessité une trachéotomie, que l'on pourrait appeler secondaire. C'est après la trachéotomie que le rétrécissement laryngien joue surtout un rôle considérable.

La trachéotomie ou la crico-trachéotomie quand on l'a appliquée au traitement de fractures du larynx n'a présenté tout d'abord, rien de spécial au chirurgien, si ce n'est peut-être une certaine difficulté dans l'exécution, dont la cause est facile à comprendre. Mais un fait d'une importance capitale c'est que dans presque tous les cas (Celui du D$^r$ Maclean est, peut-être, le seul qui fasse exception), la canule n'a pu être retirée. Un rétrécissement du larynx s'était fait au-dessus d'elle, et dès que le malade essayait de respirer par es seules voies naturelles, il asphyxiait. Ainsi

cette opération, assurément utile, indispensable
condamne des malades auxquels elle a rendu la
vie, à l'aphonie définitive et au port d'une canule
qui n'est pas sans inconvénient propre comme on
sait.

On a proposé contre ce retrécissemeut le port
d'une canule avec tuyau supérieur munie ou non
de soupape comme dans les plaies du larynx, on
a dit que des cathétérismes répétés, que l'emploi
d'un ballon à air, analogue au pessaire de Gariel,
et porté vide dans la cavité laryngienne pour être
gonflé sur place, que la dilatation progressive au
moyen de sondes, que le tubage laryngien sous
toutes ses formes, pouvaient prévenir la sténose
laryngée, ou la faire disparaître une fois produite.

Malheureusement tous ces moyens sont restés
inapplicables ou ont échoué. L'observation de
M. Panas que nous publions plus loin a suggéré
à notre maître une idée nouvelle, qui mérite,
croyons-nous, une sérieuse attention.

« Nous nous demandons, dit M. le professeur
« Panas, si en présence d'une fracture du larynx,
« il ne vaudrait pas mieux remplacer la crico-tra-
« chéotomie, par la thyrotomie faite préventive-
« ment, et cela en vue de tenir les deux moitiés
« du canal laryngé écartées l'une de l'autre jus-
« qu'à la consolidation de la fracture du cartilage
« thyroïde dans une bonne position. De la sorte

« si quelque portion de ce cartilage était détachée
« et faisait saillie dans l'intérieur du larynx. on
« pourrait la remettre en place et au besoin l'en
« extraire, c'est à l'expérience ultérieure qu'il ap-
« partient de répondre à toutes ces questions
« d'une haute importance pratique. »

Oui, la thyrotomie destinée à loger une grosse
canule qui maintienne en bonne situation les
fragments des cartilages laryngés, voici, il nous
semble, l'opération de l'avenir.

Les cordes vocales plus ou moins déchirées déjà,
souffriraient-elles de ce traitement? Qu'importe
après tout. Il restera un certain degré de dyspho-
nie, une véritable aphonie peut-être ; mais la
même infirmité n'est-elle pas tout aussi certaine
après la trachéotomie simple ou la cricotrachéoto-
mie. L'essentiel serait d'éviter le rétrécissement,
de permettre à un moment donné l'enlévement,
de la canule. La laryngotomie tyroïdienne donnera-
t-elle ce résultat ?.C'est comme le dit M. le professeur Panas l'expérience ultérieure qui répondra.
Ce que nous pouvons dire nous, c'est que cette
expérience peut et doit se faire.

## OBSERVATION I.

### De M. le professeur PANAS.

**Fracture du larynx par roue de voiture.—Asphyxie; laryngo-trachéotomie, pratiquée cinq heures après l'accident. —** *(Guérison).*

Le nommé Bordier (Vincent), maraîcher, conduisait sa charrette chargée de pommes de terre à la halle, lorsque faisant une chute de sa hauteur il tomba la tête sous l'une des roues. Celle-ci passa en travers sur la région anté-rieure du cou, de façon que le larynx fut fracassé sans rupture des téguments, en même temps que la peau du menton a été superficiellement déchirée et que les parties molles situées au-devant du manche du sternum furent fortement contusionnées.

L'accident était survenu à 5 heures du matin et le ma-lade fut immédiatement amené à Lariboisière.

L'interne de garde malgré les signes très-prononcés d'asphyxie, crut devoir temporiser jusqu'à la visite du matin. Je trouvais alors le malade dans l'état que voici.

Orthopnée avec des accès périodiques de suffocation qui témoignent d'un danger imminent. Cou énormément dis-tendu par de l'air et aussi par du sang épanché. L'emphy-sème s'étend jusqu'au haut du thorax, gagne les épaules et remonte jusqu'à la base de la mâchoire. Lèvres cyano-sées, face vultueuse, crachats écumeux, sanguinolents, aphonie, difficulté de la déglutition, diminution du mur-mure vésiculaire, expiration accompagnée d'un râle ron-flant, 36 inspirations à la minute, pouls à 96, température normale.

En déprimant les parties emphysémateuses, le doigt arrive à sentir l'os hyoïde et bien moins nettement le cartilage cricoïde, mais pas du tout le thyroïde, évidemment aplati et écrasé. Il nous semble par moments percevoir en ce point la crépitation des fragments, mais cette sensation est en somme très-peu nette, vu l'emphysème et le gonflement des parties molles interposées entre le doigt et le cartilage thyroïde aplati et déformé. En face de ces signes et de la gravité du cas, nous procédâmes à la laryngo-trachéotomie immédiate qui fut faite à 10 heures, 5 heures par conséquent après l'accident.

Le malade étant couché sur la table d'opération, la tête et le cou relevés à cause de l'asphyxie, nous fîmes une incision médiane de 5 à 6 centimètres au-dessous de l'hyoïde, qui était le seul point de repère capable de nous guider dans le cas particulier. Arrivé sur l'interstice des sternohyoïdiens, les veines superficielles gorgées par l'asphyxie se mirent à pleuvoir du sang, aussi furent-elles saisies avec des pinces à arrêt, et nous continuâmes à passer outre, lorsque le malade qui n'avait pas été chloroformé asphyxia brusquement, devint pourpre, bava de l'écume sanguinolente, puis la respiration s'arrêta; nous n'avions plus à faire en apparence qu'à un cadavre, instantanément je plongeai le bistouri dans la profondeur et je parvins à ouvrir de bas en haut les premiers cerceaux de la trachée, puis le cricoïde, que je sentais au doigt, et finalement la membrane crico-thyroïdienne (ligament conoïde).

Une grosse canule à trachéotomie mise en place, je pratiquais à plusieurs reprises la succion du sang qui remplissait la trachée en même temps que je faisais l'insufflation d'air et qu'un aide était chargé d'imprimer des mouvements alternatifs aux parois latérales du thorax. Pour empêcher que le sang ne continuât à couler dans les bronches, la tête fut penchée sur le bord de la table aussi bas que possible.

Une minute environ après le début de toutes ces manœuvres combinées, le malade exécuta le premier mouvement d'inspiration, et en continuant de la sorte pendant cinq minutes nous parvînmes à le ramener complétement à la vie.

Le pansement consista à placer des rondelles d'amadou trempées dans une solution au dixième de chlorure de zinc et fortement exprimées. Elles ont suffi pour arrêter tout suintement sanguin des lèvres de l'incision, en même temps qu'elles constituaient un excellent topique antiseptique.

Une fois transporté dans son lit, le malade respirait avec la plus grande facilité et le facies reprit sa couleur normale.

Une demi heure après l'opération, on trouve le malade dans le plus grand calme, respirant très facilement. Dans l'après-midi, s'écoule par la plaie une quantité insignifiante de sang. Les efforts de toux rejettent par la canule une assez grande quantité de sang mélangé à du mucus. Le malade boit du lait assez volontiers. Le soir, température 38°,6.

La nuit se passe très simplement. Le malade a bien reposé.

Le 17 au matin, on le trouve très calme; il ne se plainque d'une douleur au côté gauche de la poitrine, sous la clavicule.

L'emphysème a plutôt un peu augmenté; il s'étend sur les côtés jusque vers le rebord des fausses côtes. A l'auscultation, on ne constate rien d'anormal dans l'appareil respiratoirei. L'air pénètre en abondance dans les poumons

Le malade continue à boire beaucoup de lait. Température du matin 37°16, du soir 37°.

On panse simplement en appliquant un morceau de protective et quelques compresses de gaze phéniquée sur la plaie. On prend grand soin de maintenir devant la canule une cravate composée de 8 ou 10 doubles de gaze.

Les journées du 18 et du 19 se passent très bien. Le malade tousse peu. Il boit volontiers et en grande abondance du lait et du bouillon. Il se plaint de souffrir un peu en avalant.

Le 18, il y a pourtant un peu de fièvre. Le matin la température est à 38°16, le pouls bat 19 fois par minute, le malade fait de 30 à 34 inspirations par minute.

Le soir, le thermomètre monte à 39°,8.

On ne trouve rien d'anormal à l'auscultation.

Le 19 matin, 38°6, le soir 39°6.

Le soir, de 6 heures à minuit, le malade est très agité. Il se remue continuellement dans son lit, veut se lever. Il tousse davantage. A partir de minuit, il est beaucoup plus calme.

Le 20 au matin, le pouls est à 80, la température est à 38°2. La respiration se fait très facilement. La toux est moins fréquente qu'hier.

Le soir, 39°.

Le 21 matin, pouls à 80, température 38°2. La nuit s'est très bien passée. Le malade boit toujours beaucoup. Toux modérée. A l'auscultation on perçoit dans la poitrine quelques gros râles ronflants. La toux rejette par la canule une quantité médiocre de mucus.

A partir de ce moment, le malade a continué à très bien aller.

La température s'est maintenue entre 37°5 et 38°,5. L'emphysème a persisté jusqu'au 9 mars sous la clavicule

droite; mais alors on ne pouvait plus depuis quelques
jours déjà le percevoir par la palpation. On n'en recon-
naissait l'existence que par la percussion pratiquée légèrement, à la manière d'une chiquenaude.

L'état local de la plaie est toujours resté excellent; pas
le moindre gonflement, pas la moindre rougeur autour
de la plaie qui se comble par de très-beaux bourgeons
charnus.

Vers le 27, le malade se plaint d'une douleur qui siége
au niveau du maxillaire inférieur et du côté gauche. Elle
est surtout vive en arrière au niveau de l'angle de la mâchoire et passablement exagérée par la pression. En même
temps, il se plaignait de ne pouvoir fermer complètement
la bouche; les deux arcades dentaires restent séparées
d'environ un demi centimètre dans leur état de plus grand
rapprochement. De plus, l'arcade inférieure a l'air un peu
plus en arrière qu'à l'état normal. Enfin la ligne qui sépare
les deux incisives médianes supérieures n'est pas sur le
même plan que celle qui sépare les deux dents homonymes
inférieures; ces dernières sont un plus portées vers la
gauche. A tous ces signes on diagnostique une fracture
du col du condyle.

Le malade est un peu moins gai que d'habitude. Pourtant il ne se plaint pas, tousse peu, est sans fièvre. Température 38°, pouls 60.

A l'auscultation, on perçoit encore quelques gros râles
ronflants.

Le 4 mars, on essaie de boucher l'orifice externe de la
canule avec le doigt. Le malade ne peut pas du tout respirer et étouffe tout de suite. (La canule est pourvue au
sommet de sa convexité d'une ouverture qui laisse passer
l'air de la trachée dans le larynx).

Le 10 mars, on essaie de nouveau, mais en vain de le

faire respirer par son larynx. il asphyxie aussitôt que l'orifice de la canule est bouché.

Le 29 mars on constate l'existence d'un abcès ganglionnaire au niveau du muscle sterno-mastoïdien du côté gauche, on l'ouvre et la guérison se fait rapidement.

Le 6 avril, le malade avait retiré sa canule pour la nettoyer, tout d'abord il pouvait respirer facilement, mais au bout de dix minutes environ il commença à étouffer et on fut obligé de lui replacer sa canule aussitôt.

Aujourd'hui 10 avril son état général est toujours excellent ; la plaie est dans un très-bon état, le malade demande à quitter l'hôpital.

## OBSERVATION II.

### (CAVASSE).

**Écrasement du larynx par une roue de voiture ; trachéotomie.**
*(Guérison).*

Jules F..., âgé de 23 ans, maçon, demeurant à la Chapelle, fut renversé le 10 mai 1867 par une voiture de laitier, dont la roue lui écrasa le larynx en passant en travers sur la partie antérieure du cou.

Transporté immédiatement à l'hôpital de la Pitié, il y fut confié aux soins de M. Maisonneuve, salle Saint-Louis, n° 7. Lors de son arrivée, il était dans un état de demi-asphyxie, le face violacée, la respiration anxieuse et sifflante, le cou considérablement tuméfié et portant les traces d'une violente contusion. Une large saignée diminua momentanément la menace d'asphyxie et l'on put espérer voir la respiration reprendre son jeu naturel. Mais cette

espérance ne se soutint pas longtemps ; malgré deux nouvelles saignées, pratiquées le lendemain ou le surlende-
main, la dyspnée fit de nouveaux progrès ; enfin, le 15 mai,
au moment de la visite, les accidents devinrent si urgents
que M. Maisonneuve crut devoir pratiquer immédiatement la trachéotomie. Cette opération présente de grandes difficultés ; le larynx, aplati et écrasé, n'offrait plus
aucune des saillies qui, dans l'état ordinaire, servent de
guide à l'opérateur ; d'un autre côté, les parties molles,
tuméfiées et contuses, formaient au-devant de l'organe
une couche épaisse, dans laquelle tous les tissus étaient
confondus en une seule masse rougeâtre, ce qui rendait
la dissection extrêmement laborieuse ; puis, quant à force
de patience, l'opérateur fut arrivé sur le tube laryngien,
il fallut encore d'extrêmes précautions pour pénétrer dans
la cavité presque absente de ce tube à travers ses parois
brisées et pendant que le malade était en proie à toutes
les angoisses d'une asphyxie imminente, toutes ces difficultés furent vaincues avec un bonheur extrême et M. Maisonneuve parvint enfin, sans aucun accident, à placer une
canule de forte dimension, après avoir divisé le cartilage
cricoïde et le premier anneau de la trachée.

Aussitôt la canule placée, le malade put respirer à pleins
poumons, et le calme se rétablit comme par enchante-
ment.

Huit jours après cette opération, le cou était dégonflé,
les ecchymoses avaient presque entièrement disparu,
l'ouverture trachéale était réduite à un trou rond, du diamètre exact de la canule. M. Maisonneuve voulut alors
savoir dans quel état se trouvait l'orifice supérieur du larynx et surtout s'il avait conservé sa perméabilité. Pour
cela, la première canule fut remplacée par une autre de
même dimension, mais ouverte par sa face supérieure, de

manière à permettre à l'air de passer par les voies natu-
rélles. Malheureusement celles-ci étaient presque entièrement obstruées et la quantité d'air qui pénétrait par l'orifice supérieur du larynx était tout à fait insuffisante. De
nombreuses tentatives furent faites pour dilater la partie
rétrécie, et pendant près de trois mois M. Maisoneuve es-
saya, tant par la bouche que par l'ouverture de la trachée, de combattre ce rétrécissement; plusieurs fois on
crut toucher au but, mais quand on interrompait le ca-
thétérisme, le rétrécissement ne tardait pas à se reproduire. De sorte que, de guerre lasse, on dut finir par y
renoncer, et le malade sortit de l'hôpital le 11 mars 1858
conservant toujours sa canule, que du reste il s'était habi-
tué à ôter et remettre lui-même avec la plus grande facilité; en bouchant l'orifice avec le doigt, il pouvait même
parler à voix base de manière à se faire parfaitement
comprendre.

## OBSERVATION III.

**Fracture du larynx. — Œdème de la glotte. — Trachéotomie.**
*(Guérison).*

*(Americ Journal medic-sciences.* Janv. 1866.

Le Dr Maclean fut appelé, le 15 juin 1865, auprès d'un
fermier âgé de 31 ans. Le malade était sur son lit, soutenu
par des oreillers, incapable d'articuler une parole et d'ac-
complir l'acte de la déglutition. Une salive sanglante s'é-
coulait de sa bouche; la physionomie exprimait une
anxiété extrême; la respiration était pénible, stertoreuse. La face, le cou, la tête, la partie supérieure de la
poitrine étaient le siége d'un emphysème considérable.

Pouls faible, extrémités froides. Douze heures auparavant faisant un violent effort pour lancer un bâton, cet homme avait trébuché et il était tombé en avant, le cou portant avec violence sur un souche d'arbre. Il était parvenu à se relever, mais avait de suite éprouvé une extrême difficulté à respirer, et, en portant la main à son cou, il l'avait trouvé tuméfié ; la tuméfaction s'était ensuite rapidement étendue aux parties désignées ci-dessus. Il n'y avait aucune difficulté à reconnaître la nature de la lésion ; le cartilage thyroïde était fracturé, comme le prouvait manifestement une crépitation d'une nature très-distincte de celle de l'emphysème.

Les jours suivants, il y eut un peu d'amélioration dans l'état du blessé, et l'on en profita pour le transporter à la ville, afin de pouvoir surveiller plus aisément les symptômes et les accidents et d'être plus à portée de pourvoir aux complications qui pourraient se présenter. Il y eut lieu de se féliciter d'avoir pris ce parti, car la situation ne tarda pas à s'aggraver, la respiration devenant de plus en plus difficile.

L'examen laryngoscopique fit reconnaître l'existence d'un œdème de la glotte. La trachéotomie était devenue nécessaire ; elle fut pratiquée par le Dr Maclean, non sans difficulté. Du moment que l'accès de l'air eut été rétabli, les accidents s'amendèrent rapidement. Le 29 juin, la canule put être enlevée sans dommage pour la respiration ; le malade se rétablit parfaitement.


## OBSERVATION IV.

**Fracture du larynx.** *(Guérison)*. PIEDAGNEL, médecin de l'Hôtel-Dieu.

Un homme d'une trentaine d'années se présenta dans

mon service à l'hôpital de la Pitié. Grand, maigre, il toussait depuis un mois. En examinant sa poitrine, je ne reconnus qu'une bronchite chronique, cependant il avait quelque chose dans la voix qui me fit penser à des tubercules que je ne pus constater; son larynx était volumineux, sa voix était naturelle, mais si l'on faisait parler longtemps le malade, tout à coup elle prenait un ton grave très-remarquable qui cessait avec la parole pour se reproduire bientôt.

En examinant l'intérieur du larynx, en le prenant entre les doigts, je fus frappé de sa mobilité, de la facilité avec laquelle on modifiait sa forme; en serrant un peu, les deux côtés du cartilage thyroïde se rapprochaient, à tel point que le larynx perdait entre mes doigts à peu près un tiers de son diamètre transversal vers la partie supérieure.

En passant le doigt en avant de l'organe, on sentait sur la partie médiane une ligne saillante d'à peu près 1 millimètre, mais à 1 centimètre environ du bord supérieur, cette ligne se déviait à gauche et se terminait au bord supérieur du larynx.

Alors le malade me dit que huit jours auparavant, dans une rixe, il avait été pris à la gorge par une main vigoureuse.

Je pensai avoir à traiter une fracture longitudinale du cartilage thyroïde sur la ligne médiane en bas et latéralement en haut la ligne saillante ne devant être autre chose qu'un col provisoire.

Je n'y fis rien ; cette affection ne dérangea pas la santé du malade ; la toux diminua et il sortit avec sa fracture qui dut se consolider sans traitement.

## OBSERVATION V.

**Rupture du larynx par un violent coup d'un morceau de charbon. — *(Guérison)*.**

(The Lancet 1838).

Un cocher, âgé de 43 ans, se prend de querelle, dans la nuit du 19 octobre 1837, avec plusieurs de ses camarades ; il est terrassé et reçoit à la gorge un violent coup de morceau de charbon ; il éprouve à l'instant un sentiment d'étranglement, perd la faculté de parler et d'avaler et tombe dans une sorte de spasme suffocant, s'il essaye de prononcer le moindre mot ou d'avaler sa salive. On le transporte à l'hôpital quatorze heures après l'accident.

Il offre l'état suivant : gorge très gonflée et enflammée extérieurement, arrière-bouche un peu rouge, aphonie complète, respiration stertoreuse et sifflante, déglutition fort difficile. En palpant avec le doigt le larynx, on sent les cartilages de cet organe mobiles et crépitants ; le cartilage thyroïde est évidemment séparé du cricoïde et mobile sur ce dernier. Ces manœuvres occasionnent de véritables étouffements. 6 sangsues au cou. Mieux. La voix commence à revenir, la douleur est moindre, la déglutition s'exécute légèrement. 6 autres sangsues. Lavement purgatif.

Le quatrième jour, 22 octobre, l'amélioration est plus marquée, la voix est plus forte, mais elle est rauque, le gonflement a diminué. Peu de douleur à la pression. Le malade se met sur son séant et avale petit à petit un bouillon.

24 octobre. Voix de plus en plus forte, sonore et distincte. Vésicatoire autour du cou : cataplasme.

13 novembre. Guérison. Les pièces du larynx sont parfaitement réunies, la déglutition se fait librement ; le malade parle clairement, mais sa voix est toujours voilée. Il parle peu et ne peut pas crier.

## OBSERVATION VI.

### (CAVASSE).

**Chute dans un escalier ; fractures multiples des cartilages du larynx ; déchirure de la muqueuse ; emphysème. — *(Mort)*.**

C....., cordonnier, âgé de 48 ans est entré à l'Hôtel-Dieu, le 20 novembre 1858, dans la salle sainte Marthe n° 27 (service de M. le professeur Laugier).

C'est un homme très-robuste, qui n'a jamais eu d'autre infirmité qu'une augmentation de volume du cou, due à un goître au premier degré.

Hier au soir, à neuf heures, il a fait, étant pris de vin, une chute dans un escalier, et il a roulé du deuxième au premier étage. Il est survenu immédiatement une oppression assez considérable, qui a augmenté d'heure en heure, et le malade, après avoir reçu les premiers soins d'un médecin, a été amené à l'Hôtel-Dieu à deux heures et demie du matin. Il est venu à pied, sa marche est lente, sa tête renversée en arrière, les yeux pleins d'anxiété ; la bouche ouverte semble chercher l'air, comme l'œil d'un amaurotique recherche la lumière, la face est pâle, les lèvres un peu cyanosées ; le corps est couvert d'une sueur froide, le pouls fréquent et un peu fort. La respiration est stertoreuse et sifflante, et, bien que l'aspiration soit plus difficile que l'expiration, elle cause moins de douleur au malade. La voix est aphone, quoique les sons soient articulés; l'oppression augmente au moindre effort pour parler. Le cou est volumineux, et il est facile de constater un épanchement d'air dans le tissu cellulaire. Il existe, dans la région hyoïdienne, une plaie qui ne laisse écouler qu'une petite quantité de sang. Le doigt introduit dans la gorge ne révèle aucune lésion.

Le malade n'a pas voulu rester à l'hôpital, et on a dû se contenter de panser la plaie avec du diachylon, après l'avoir prévenu de la gravité de sa position.

A huit heures du matin il est revenu, parce que l'oppression était plus pénible; il présentait les mêmes symptômes que pendant la nuit; nous l'avons trouvé assis sur son lit, le cou n'avait pas sensiblement augmenté de volume. L'emphysème est profond et n'existe que dans le tissu cellulaire sous-cutané; il ne dépasse pas, sur les côtés, les bords postérieurs des sterno-mastoïdiens et s'arrête en bas au sternum, en haut au maxillaire inférieur. A la surface de la plaie on voit quelques bulles d'air soulever les liquides, mais ces bulles sont rares, et il faut, pour les constater, apporter à cet examen une grande attention.

La plaie, dans la région sus-hyoïdienne est oblique en bas et de droite à gauche vers le milieu de l'os hyoïde. En haut, le maxillaire est complètement dénudé; en bas, la plaie est assez profonde pour que le ventre antérieur du digastrique droit et la moitié du digastrique gauche soient à nu. On ne trouve pas de communication apparente avec la bouche ou avec le larynx. Expectoration peu fréquente de crachats sanguinolents et spumeux; déglutition douloureuse; pouls fort et fréquent (tilleul, sangsues). A onze heures le malade meurt brusquement, avant qu'on ait eu le temps d'appeler l'interne de garde.

*Autopsie*, quarante heures après la mort.

La dissection de la région laryngienne montre, outre l'emphysème déjà constaté : 1. un épanchement de sang autour du larynx ; 2. une fracture verticale du cartilage thyroïde *ossifié*, siégeant sur la ligne médiane et le séparant en deux parties symétriques, mobiles l'une sur l'autre ; 3. une déchirure de 2 millimètres de diamètre de la membrane crico thyroïdienne ; 4. une fracture verticale et dentelée sur le côté droit du cartilage cricoïde ; 5. une fracture à sa base, de la corne supérieure droite du cartilage thyroïde : 6. une déchirure des ligaments de l'articulation crico-thyroïdienne droite ; 7. le larynx étant ouvert, une fracture articulaire et une luxation du cartilage aryténoïde droit et une déchirure de la muqueuse de 2 millimètres d'étendue, au niveau même de la fracture de l'arythénoïde, un peu au-dessous des cordes vocales droites, qui out une grande mobilité et sont déjetées vers l'axe du larynx ; 9. un épanchement ecchymotique dans tout le tissu cellulaire sous-muqueux, peu prononcé dans les replis aryténo-épiglottiques.

L'épanchement d'air s'était fait par la plaie de la muqueuse, il s'étendait jusque dans les médiastins ; mais il n'était pas assez abondant pour déterminer l'asphyxie. Les poumons étaient congestionnés, ainsi que le cerveau.


## OBSERVATION VII.

**Triple fracture du cartilage cricoïde, produite par la pression des doigts. — Mort survenue dans un mouvement brusque du blessé. — (FRÉDET et GAGNON).**

Le 5 avril dernier, dans une querelle, le sieur L..., âgé

de 30 ans, fut saisi à la gorge par un de ses adversaires, fort et vigoureux, qui, après l'avoir terrassé, lui tint pendant quelques instants la main appuyée sur la partie antérieure du cou. Voyant que L... ne se relevait pas, qu'il se débattait sans pouvoir prononcer une parole, que son visage était injecté, les spectateurs de la lutte transportèrent le blessé à son domicile, situé à quelques kilomètres du lieu du combat.

Le 6 avril, M. le docteur Gagnon fut appelé près du malade et constata les phénomènes suivants :

L... était en proie à une dyspnée extrême ; la face était cyanosée. Sur les parties latérales du cou, au niveau du bord interne du muscle sterno-mastoïdien, à sa partie moyenne, en un point correspondant à la partie inférieure du larynx, il existait des ecchymoses légères plus prononcées du côté droit. La partie antérieure du cou, jusque sur la région présternale, le tissu cellulaire sous-cutané étaient infiltrés d'air, une légère pression exercée avec les doigts sur cette partie faisait percevoir la crépitation de l'emphysème. On ne sentait pas de craquements, ni le choc caractéristique de deux surfaces fracturées.

On prescrivit des applications reitérées de sangsues. Sous l'influence de l'émission sanguine, le gonflement de cette région avait à peu près complètement disparu, la respiration était mois gênée ; le malade, qui depuis l'accident, n'avait pu articuler aucun son, commencait à la visite du 7 avril au soir, à se faire comprendre. Il était dès lors permis de concevoir quelques espérances sur l'issue de l'affection et de différer l'opération de la trachéotomie à laquelle on avait d'abord songé et que nous nous tenions prêts toutefois à pratiquer au premier signal de danger, lorsque dans la nuit du 7 ou 8 avril le malade après avoir satisfait un besoin, en voulant remonter sur sont lit, mourut subitement.

L'autopsie est pratiquée le 10 avril à l'Hôtel-Dieu de Clermont.

En disséquant la région sus et sous hyoïdienne, on ne constate aucun épanchement de sang. Le corps thyroïde est normal, mais le muscle thyro-hyoïdien du côté droit est infiltré de sang. Le larynx est enlevé par une double section ; l'une pratiquée à la base de la langue, l'autre comprenant une portion de la trachée-artère. Après une dissection minutieuse, on constate une triple fracture du cartilage cricoïde, la première et la plus considérable siége en arrière et sur la partie moyenne du cartilage ; elle est verticale, à bords tellement nets qu'on croirait qu'elle a été faite par un instrument tranchant ; elle occupe toute l'étendue du cartilage et rejoint la section faite avec des ciseaux à la partie postérieure de la trachée.

Les deux fractures existent à droite et à gauche, en avant et sur les parties latérales du cartilage ; elles sont obliques de haut en bas et d'avant en arrière, avec dépression en avant de chaque côté produite par le chevauchement du fragment postérieur. Le cartilage aryténoïde gauche offre une luxation incomplète ; il est sur un plan plus antérieur que le bord postérieur du cartilage cricoïde ; le muscle aryténoïdien transverse est infiltré d'une sérosité sanguinolente où l'on trouve même un peu de pus.

L'examen de la surface interne du larynx permet de constater un œdème très considérable de la glotte, des ligaments aryteno-épiglottiques, des cordes vocales de l'épiglotte.

Le ventricule gauche du larynx est complétement effacé et toute la muqueuse laryngienne est fortement injectée.

A l'ouverture de la poitrine, les poumons offrent une coloration violacée et de nombreuses ecchymoses sous-

pleurales. La crépitation de la partie inférieure des poumons est peu sensible.

La mort survenue brusquement chez L... paraît être le
résultat d'un déplacement subit d'un fragment du cartilage cricoïde et de l'arytenoïde correspondant, qui, dans
le mouvement fait par le malade a chevauché sur l'autre
et en mettant tout à coup obstacle au libre passage de l'air
atmosphérique, a déterminé la mort par l'asphyxie.

## OBSERVATION VIII.

Marjolin, dans son Cours de pathologie chirurgicale
parle de deux femmes qui, étant à l'hôpital, se prirent de
querelle ; l'une d'elle saisit son antagoniste à la gorge et
la serra tellement qu'elle lui brisa le cartilage thyroïde
de haut en bas. La fracture fut facile à constater et n'a-
mena aucun symptôme grave. « Du silence, du régime,
une petite saignée, et la guérison fut parfaite. »

## OBSERVATION IX.

**Fracture longitudinale du thyroïde.** — *Guérison.*
(GEORGES GIBB.)

Ni douleur, ni difficulté d'avaler, ni sensibilité, ni inflam-
mation. Voix rauque et enrouée, et parfois très voilée ou
basse. Soudure des fragments au bout de quelques semaines.

# OBSERVATION X.

**Fracture du larynx. — Trachéotomie. —** *Guérison.*
(GEORGES GIBB).

Chez une jeune fille de 9 ans, qui était tombée sur un
morceau de fer tranchant, un côté était brisé et dépassait
l'autre. Hémorragie considérable suivie de convulsions,
toux avec sang écumeux. L'asphyxie nécessita la trachéotomie. Comme les cartilages étaient trop petits, on enleva
un morceau large de 3 lignes de la portion antérieure du
thyroïde et l'on put, au moyen d'une pince à polypes, soulever la portion luxée. L'ouverture fut maintenue pendant
quatorze jours. Guérison au bout de six semaines sans
aucune suite.

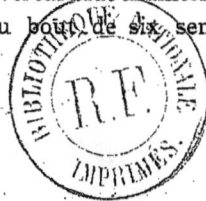

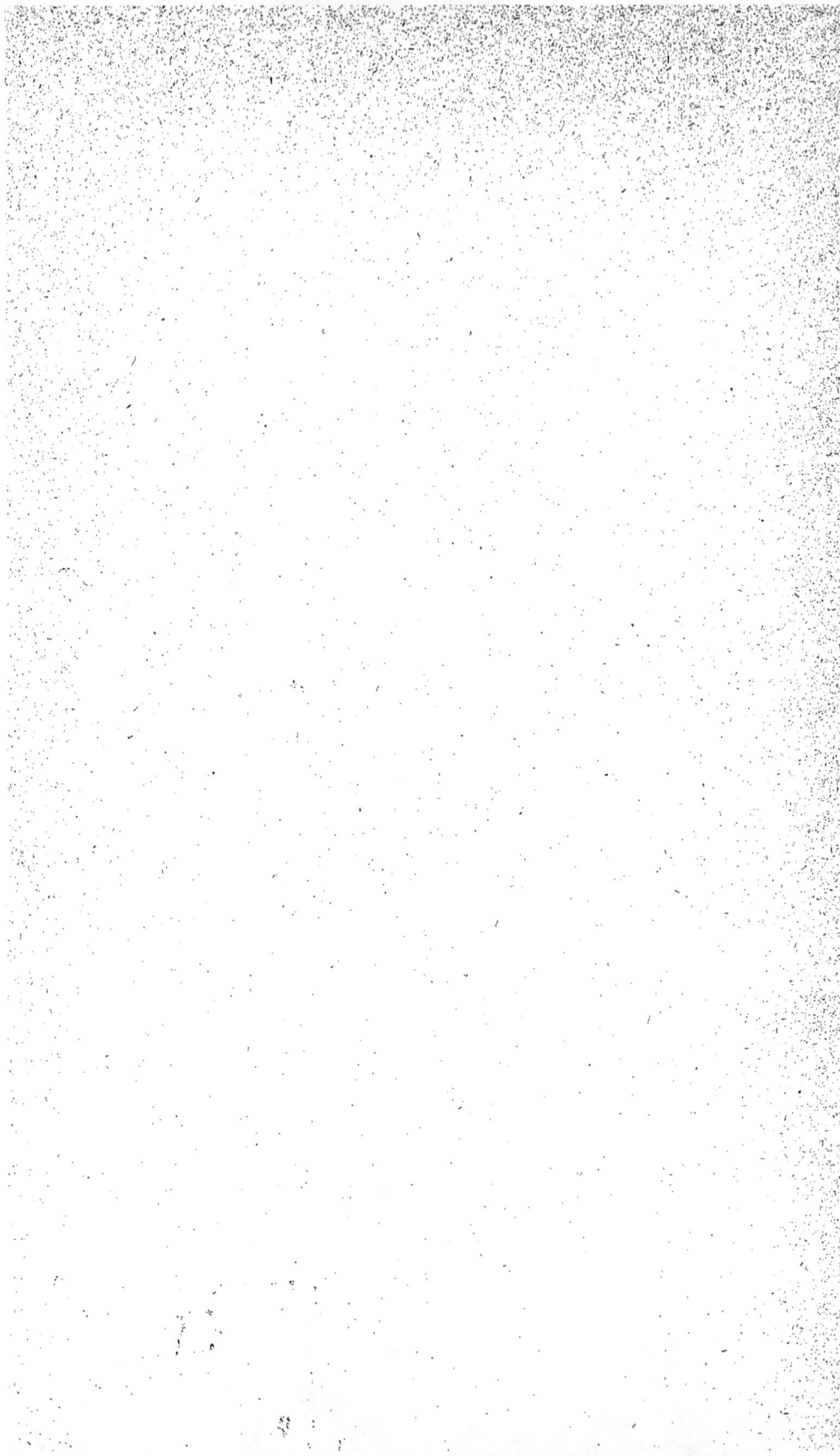

# BIBLIOGRAPHIE.

**Malgaigne**. Traité des fractures et luxations, t. I, 1847,

**Cavasse**. Thèse de Paris, 1859.

**Gurlt**. Haudb. der Lehre von den Knochenbrumchent, t. II, p. 316. 1864.

**Fredet**. Quelques considérations sur les fractures du larynx (*Gazette des Hôpit.* 1866).

**Hénocque**. Histoire et critique des fractures du larynx. (*Gazette Hebd.* 1868).

**Krishaber**. Diction encyclopédique des sciences médicales (art. larynx).

**Georg Fischer**. In Haubd. Chirurgie von Pitha et Billeoth, t. II, p. 61.

**Bechade**. In recueil de médecine militaire n° de mai 1870.

**Tardieu**. Etude médicale sur la stragulation, pendaison et la suffocation.

**Durham**. Holm's system of surgery, t. II p. 458, 1870.

**Bœckel**. Dict. Baillière. t. XX, art. larynx.

**Mussa**. Thèse de Paris, 1872.

**Karl Stoerk**. Wienermedecinich, Wœchenchreff. n° 19, 1872.

**Langler.** Annales des maladies de l'oreille et du larynx, décembre 1875.

**Witte** Archiv. für Kilinische Chirurgie, t. XXI, p. 186, 1877.

**Panas.** Annales des maladies de l'oreille et du larynx, mai 1878.

**Paul Koch.** Annales des maladies de l'oreille et du larynx, mai 1879.

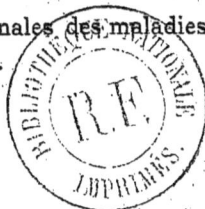

Paris. — F. Impr. Pichon, 37, rue des Feuillantines, et 14, rue Cujas